RÉSUMÉ

D'UN EXAMEN

SUR LA PHTHISIE PULMONAIRE,

SA CAUSE

DANS L'ACTION NERVEUSE;

SA GUÉRISON.

> « Pour certains hommes, une méthode n'a de valeur qu'autant qu'elle a été professée par l'antiquité. Parlez-leur de Celse, Arétée, remontez jusqu'à Chiron, vous aurez des contemplateurs ; mais si vous tentez d'établir cette méthode *à priori*, vous n'aurez que des détracteurs. Fussiez-vous profond, aussi juste que Newton et Leibnitz, eussiez-vous la certitude de Galilée, quelques papes modernes vous diraient : Adjura. Ainsi va le monde, toujours sous l'empire de l'habitude, se refusant à l'évidence de tout progrès ; dites-leur : Je pense, ils vous demanderont par quelle autorité, vous traitant de novateur sans mérite si vous quittez leur communion ; vous serez très-heureux si, dans l'assemblée d'un nouveau concile œcuménique, vous n'êtes pas condamné à faire amende honorable. — Hélas ! mon cher, ne pas faire tant de cas de ces jongleurs par jonglerie, de les croire grands seulement par leurs chefs-d'œuvre : c'est ma faute, c'est ma faute, c'est ma très-grande faute. »

NANTES,

IMPRIMERIE DU COMMERCE, V. MANGIN,

Quai de la Fosse, 25, et rue Neuve des Capucins, 10.

1846.

RÉSUMÉ

D'UN EXAMEN

SUR LA PHTHISIE PULMONAIRE,

SA CAUSE

DANS L'ACTION NERVEUSE;

SA GUÉRISON.

> « Pour certains hommes, une méthode n'a de valeur qu'autant qu'elle soit greffée sur l'antiquité. Parlez-leur de Celse, Arétée, remontez jusqu'à Chiron, vous aurez des contemplateurs; mais si vous tentez d'établir cette méthode *à priori*, vous n'aurez que des détracteurs. Fussiez-vous profond, aussi juste que Newton et Leibnitz; eussiez-vous la cértitude de Galilée, quelques papes modernes vous diraient : Adjure. Ainsi va le monde, toujours sous l'empire de l'habitude, se refusant à l'évidence de tout progrès ; dites-leur : Je pénse; ils vous demanderont par quelle autorité, vous traitant de novateur sans mérite si vous quittez leur communion; vous serez très-heureux si, dans l'assemblée d'un nouveau concile œcuménique, vous n'êtes pas condamné à faire amende honorable. — Hélas! mon cher, ne pas faire tant de cas de ces jugeurs par jonglerie, de les croire grands seulement par leurs chefs-d'œuvre; c'est ma faute, c'est ma faute, c'est ma très-grande faute. »

NANTES,

IMPRIMERIE DU COMMERCE, V. MANGIN,

Quai de la Fosse, 25, et rue Neuve des Capucins, 10.

1846.

Depuis Hippocrate jusqu'à nos jours, je raie toutes les idées qui ne s'accordent pas avec celles qui me paraissent évidentes, que la cause de la phthisie pulmonaire n'existe que dans un sang appauvri; régénérez sa masse, et vous régénérerez les organes qu'il entretient : les preuves chimiques fournies par l'analyse du sang des phthisiques, la formation des tubercules chez le fœtus, en sont une démonstration.

Malgré les recherches de l'anatomie, malgré les observations attentives des organes à l'état pathologique chez l'homme, l'on n'a pu découvrir la source de la phthisie pulmonaire, sa cause. C'est donc en procédant d'une tout autre manière que j'espérais arriver à la solution du problême. Tous les travaux, jusqu'à ce jour, n'ont servi qu'à constater des lésions et à suivre les différentes phases de désorganisation, le *nec plus ultrà* de la science. Cependant, le champ est toujours ouvert aux probabilités ; il n'est pas de modestie dans la pensée : quelles que soient ses erreurs, elle a le droit d'expression et de pratiquer ses vues. Usant donc de ces droits et résistant contre l'impossible guérison de la phthisie, d'après les moyens connus, moyens rationnels, mais appuyés sur de mauvais systêmes, peut-être, je crus qu'en s'étayant d'un appareil négligé jusqu'à ce jour, l'on pourrait arriver plus près de la vérité. Abandonnant donc les précédents de la médecine, je n'eus égard qu'à une action, qu'à un résultat. Dans les études médicales, l'on a égard à deux choses : la théorie et la pratique; mais en bonne logique, l'une dépend de l'autre. La pratique est le tronc de l'arbre qui doit produire les théories ; si toutes sortent de la même souche, elles ne doivent vivre que par l'autre. En conséquence, la pensée appuyée sur l'observation ne peut faire fausse route. Quelle est la principale cause de l'existence, la circulation humorale ou le jeu des organes? Ni l'une ni l'autre, puisque la circulation n'existe pas sans organe et que les organes n'existent pas chez l'embryon. Il n'y a qu'un courant organique semblable à celui qui fait germer le pollen des plantes. Ce courant, c'est l'électricité. Dans le règne végétal, où l'on peut suivre les progrès de la décadence vitale, on l'aperçoit constamment être en raison directe de la quantité de sève, qui n'est elle-même qu'une preuve matérielle du principe.

La phthisie pulmonaire parcourt ses périodes et présente constamment les mêmes altérations organiques des tubercules au sommet du poumon; tubercules à l'état cru ou tubercules ramollis, etc. Sans considérer la cause primitive, ou plutôt sans la comprendre, on s'est dit : voilà le mal, il faut l'effacer; une fois l'altération organique enlevée, l'organe sera sain. Erreur, triste conséquence condamnée par la pratique. Si vous enlevez le produit, enlevez-vous la cause? En se servant de topiques pour la guérison des scrofules, obtient-on de bons résultats? — Impossible; si la diatèse scrofuleuse existe toujours, il faut modifier l'organisme en entier pour agir sur le principe morbide. Les agents extérieurs, toutes causes débilitantes, ont été regardés par la médecine ancienne comme prédisposant à la phthisie. A l'avènement de Broussais, la théorie de l'irritation crut triompher; mais bientôt on s'aperçut que l'on faisait fausse route. Aujourd'hui, revenant donc au point de départ, l'on jeta de nouveaux jalons dans le domaine de l'observation clinique, et, sans trop s'égarer, l'on suivit pas à pas les lueurs pathologiques. Chacun tira des conclusions, s'en servit à sa manière, comme d'une boussole pour arriver à la vérité.

Pour connaître la phthisie, il me semble qu'on doit résoudre cette question : Dans la phthisie, l'altération est évidente, qui la produit? Les tubercules au sommet du poumon produisent-ils la phthisie ou si la phthisie produit les tubercules? J'adopte la dernière hypothèse, et je me dis : l'absence de vitalité produit la phthisie (l'on dira, c'est vague, c'est insignifiant, non pas à présent). Où est le foyer de la vie animale, de la vie de relation, de nutrition, de reproduction? — La moelle vertébrale. Diminuez l'énergie du foyer, vous ralentirez les fonctions qui constituent l'existence. Partout où la vitalité disparaît, la désorganisation commence.

Le système nerveux transmet la phthisie; l'altération organique tuberculaire n'est que le produit d'une désorganisation, et non sa cause. Trouver, s'il est possible, le moyen de détruire les tubercules, en agissant localement, ne serait pas une preuve de guérison, la cause consomptive n'étant pas détruite. Pour s'en rendre maître, il ne s'agissait que de trouver une substance vaccinale capable de modifier tout l'organisme et d'entretenir sa vitalité.

Pour croire que l'organisation est soumise au système nerveux, il ne faut qu'appliquer son intelligence à toutes nos fonctions et en particulier à la sensation de la faim. C'est par son exploitation que l'économiste, l'homme d'état et le médecin ont su maîtriser, l'un, la fortune; l'autre, la maladie. Mais arrêtons-nous pour l'examiner au point de vue médical, le seul qui doive nous occuper, car le reste fait partie du domaine spéculatif. On s'est servi de la faim comme d'un moyen puissant à exercer contre l'inflammation, et souvent il a réussi. D'après cela, le régime, la diète, ont été préconisés : l'on est tombé dans les excès de la médecine antiphlogistique. Eh bien! pour l'observateur, le médecin physiologiste, la *diète sévère* ne produit qu'une chose, c'est qu'elle mange les forces vitales, quoiqu'elle ne diminue pas le sang d'une manière notable. L'on meurt sans manquer de sang, mais non sans perte de sensibilité.

La phthisie est aujourd'hui trop bien connue pour s'arrêter aux divisions hypothétiques des anciens; quant aux périodes ou degrés des modernes, ils ne peuvent servir que comme patois scientifique. Les divisions et subdivisions n'étant bonnes qu'aux nomenclateurs, je ne m'y arrêterai pas, et les auteurs qui ont écrit sur ce genre d'altération pouvant former tout un peuple, je ne les inscrirai pas, je me contenterai de rappeler que sur deux raisonnements il y a une contradiction : ce qui prouve que si des essais ont été faits, aucun traitement curatif n'est avéré, tous ces traitements ne valent donc rien. Cependant, comme de l'alchimie est venue la chimie, l'on doit tenir compte de ces *succès négatifs*, puisqu'ils ont fait connaître bien des fausses routes. Malgré les preuves d'aberration reconnues par l'expérience, l'on cherche encore la panacée, comme les alchimistes cherchaient la transmutation des métaux. Rêveries qui apparaissent sous un nouveau nom scientifique et appuyées sur la hauteur des savants, l'isomorphisme et l'hisomérie. Mais doit-on conclure qu'un moyen de guérison n'existe pas parce que les recherches ont été infructueuses? Parce l'anatomie pathologique montre une lésion *sui generis*, inconcevable dans son origine (mais pas incompréhensible, si l'on croit à la puisssance nerveuse, c'est-à-dire à la vigueur de la nature), devons-nous n'accueillir actuellement que l'impossibilité ou les meurtrissures d'un scepticisme découragé? C'est sous un autre point de vue que j'examine la phthisie.

Les symptômes primitifs, d'après *Laënnec*, commencent d'une manière lente, pour ainsi dire insidieuse, et il est rare qu'on puisse l'attribuer à une cause connue.

Cette gêne, cette torpeur de l'organisme, n'existerait pas si l'influence vitale n'était pas enrayée; s'il y avait seulement irritation locale, le fœtus n'offrirait pas de tubercules, et l'hérédité ne serait pas un moyen de propagation. Quand l'hérédité vient jeter son germe dans une famille, comment se fait-il que deux enfants phthisiques ne meurent pas à un âge également avancé? Si on étudie la maladie d'une manière ordinaire, l'on dira: parce que la désorganisation marche plus vite chez l'un que chez l'autre; ce qui revient à dire parce que l'un meurt plutôt que l'autre.

Mais cette désorganisation n'est qu'une preuve de mauvaise constitution ou de constitution délabrée. Les tubercules apparaissent, se développent quand l'action neutralisante de la vie s'émousse, quand le réactif n'a plus assez d'énergie pour retremper les organes; si cela n'était pas, les observations cliniques n'auraient pas mentionné des phthisies latentes; elles ne noteraient pas que tous les succès obtenus jusqu'à présent, ne l'ont été que par une médication fortifiante, ce qui ne veut pas dire que les médicaments toniques doivent seuls être employés. Les symptômes généraux qui sont les plus graves, puisqu'ils sont une preuve de plus grande altération, se montrent également chez les individus qui succombent, après qu'une vaste partie pulmonaire a été désorganisée, ou qu'un point plus limité a été seul atteint. Si les tubercules des phthisiques causaient la mort, elle arriverait toujours à une ligne fixe de démarcation ; ce serait la frontière de la vie, qui ne pourrait pas plus être dépassée que les deux plateaux d'une balance ne peuvent se faire équilibre, si l'un est plus chargé que l'autre.

La marche de la phthisie, quoique régulière la plupart du temps, n'offre pas moins des phases diverses ; ce qui est incontestable, c'est que les causes débilitantes l'accélèrent, particulièrement les excès vénériens, les habitudes de la masturbation ; l'on dit même les passions tristes : reste à savoir si elles sont effet ou cause. Les tubercules qui caractérisent la maladie ne sont qu'un produit à peu près semblable aux calculs biliaires et rénaux; enlevez-les, vous ne produisez pas la guérison.

THÈSE.

> La cause de la phthisie pulmonaire n'existe que dans un sang appauvri; régénérez sa masse, et vous régénérerez les organes qu'il entretient.
>
> Partout où la vitalité disparaît, la désorganisation commence.

Dans n'importe quelle maladie, dans n'importe quelle altération, il y a souffrance; l'appareil du sentiment le prononce, chaque nerf est touché par la douleur, comme la membrane du tympan est touchée par les vibrations sonores. Qu'est-ce que la douleur? Qu'est-ce que l'âme? Leur rapport est celui du nerf sciatique ou d'un plexus au cerveau.

Nous avons conscience du mal : si ce mal est aigu et subit, les nerfs le transmettent violemment à l'appareil qui semble coudoyer tous les autres. Après une forte détonnation quelques hommes restent dans un état d'hébétude sans lésion apparente, sans symptôme local visible; il y a cependant contusion des appareils nerveux.

Dans toutes les maladies chroniques, les épuisements physique et moral sont causés par le tarissement de l'inervation. L'inoculation s'opère à distance, l'ombre d'un danger nous fait tressaillir, la vue du péril produit des lésions; quoique les sens aient servi à jéter une commotion, ils ne sont pas altérés, l'impression est produite au cerveau: il n'y a jamais d'ébranlement nerveux sans que la pile voltaïque animale ne le produise.

Les caractères expansifs ou concentrés, sont en raison directe du rapport du développement qu'il y a entre le plexus solaire et le cerveau. Une des fonctions du plexus solaire est d'alimenter l'encéphale de galvanisme; il y a réaction quand la passion provoque l'irritation cérébrale.

La civilisation n'a perfectionné l'intelligence qu'au détriment de nos autres organes. Plus le cerveau est capace, plus il attire le fluide nerveux des branches correspondantes; un sauvage a autant de capacité dans ses nerfs que tous les scientifiques de cabinet : c'est toujours la même puissance diversement employée ou propagée.

Quand nous examinons un malade, à travers les symptômes généraux, nous cherchons l'organe atteint; cet organe trouvé, pouvons-nous indiquer ce qui est ou a été primativement altéré chez lui, si c'est son système circulatoire ou son système nerveux? L'on agit comme si le circulatoire seul était lésé. Dans une maladie aiguë on l'attaque presque toujours victorieusement; mais dans une maladie chronique il ne s'active ou ne se ralentit que d'après le rhythme du genre nerveux.

Si les autopsies n'ont montré d'altération dans les parties nerveuses qu'au cerveau, c'est que l'on ne connaissait pas les autres. Peut-on reconnaître toutes les maladies du plexus solaire? et si l'on connaît quelques usages des ganglions, a-t-on pu apprécier les sympathies qui réagissent de l'un à l'autre? Sait-on si la sensibilité d'une houpe nerveuse fait vibrer tout l'appareil ou si quelque part elle est enrayée?

Sans chercher à sonder de quelle manière l'influx nerveux passe d'un point à un autre, cherchons seulement à en rétablir l'équilibre. Jusqu'à ce moment on a fait une classe de médicaments antispasmodiques, et tous ces médicaments stimulent une ou plusieurs parties nerveuses. A l'odorat, il semble que ces substances vont racler les nerfs qu'elles impressionnent; et si l'opium les engourdit, c'est en opérant une congestion. Peut-on définir l'action du galvanisme? Tous les poisons donnent-ils la mort autrement qu'en détruisant les nerfs?

La muqueuse de l'estomac corrodée n'empêcherait pas plus la digestion de se faire si les nerfs étaient sains, que la perforation d'un muscle n'empêche son action si un des principaux nerfs n'est coupé ou paralysé. La sensibilité seule est l'existence. Il n'y a d'origine de maladie chez l'individu que dans cette partie. Point de digestion, point d'assimilation, point de circulation sans nerfs.

Toute maladie est précédée de malaise; les nerfs en sont les pionniers, et elle ne devient plus grave que par le plus d'altération chez eux Traiter une maladie c'est chercher à rétablir la sensibilité dans son état naturel. Les caractères et les tempéraments, est-ce autre chose qu'un état différent de l'appareil nerveux? n'est-ce pas lui qui modifie les autres? La respiration, la circulation, ne sont-elles pas suspendues dans une léthargie? La lèpre n'a-t-elle pas disparu de nos pays depuis que la vitalité de la peau a été sagement entretenue par la propreté et le contact de nos vêtements?

Une personne résiste d'autant mieux à une maladie que ses nerfs ont éprouvé moins de secousses. La pathologie nous montre tous les jours combien la mort a de visages, et la thérapeutique ne nous offre que des secours incertains; les traitements ne sont pas toujours efficaces, ne peut-on pas en trouver de meilleurs? Si depuis mille ans la chimie expérimentale fait des progrès, doit elle rester stationnaire?

Les maladies chroniques sont un champ si vaste d'étude, qu'on pourrait à bon droit méditer sur les transformations de tissus, comme Cuvier sur les transformations du globe. Dans un phthisique ne voyons-nous pas le cachet de la décadence vitale? en vain le poumon aspire les forces nerveuses des autres organes, il les consume bientôt, et l'existence cesse faute d'aliment.

Dans toute maladie il faut diriger le traitement sur l'appareil nerveux; mais que ce soit un moyen palpable, il n'appartient qu'au créateur d'agir par la volonté: un Mesmer et un Cagliostro doivent être classés parmi les prestidigitateurs.

Certes, la source de l'existence ne vient pas avec nos organes; elle s'y infuse et ne permet leur développement plus ou moindre qu'en raison de son énergie.

La grande vérité de Buffon, que les animaux se perfectionnent en croisant leur race, est une démonstration pour l'influence nerveuse. En effet, les qualités s'acquièrent comme les défauts, l'individu ne peut donner que ce qu'il a.

Ne voit-on pas fréquemment des sujets faibles de corps et de perception dans le jeune âge, changer tout-à-fait plus tard? N'est-ce pas à l'époque de la puberté que la plupart du temps se font ces changements? Quel système fait tout-à-coup cette métamorphose, si ce n'est le *nerveux*?

Qui animalise les substances ingérées dans l'estomac? N'est-ce pas une surabondance de vitalité, qu'a le plexus solaire chez les personnes dites hystériques, vitalité qui l'emporte sur les organes de la génération?

Enfin, le centre épigastrique n'est-il pas l'écho de toute émotion.

N'est-il pas connu que les organes le plus pourvus de sensibilité (les reins par exemple), sont accessibles à une cause morale et que leurs maladies ont pour origine une trop grande susceptibilité?

La goutte, si fort redoutée, n'a pu jusqu'ici être vaincue; toutes les fois qu'une médication générale du système nerveux sera bien dirigée, on s'en rendra maître. Elle n'est produite que par l'affaiblissement de la moelle épinière et du plexus solaire. L'on peut y remédier.

Un organe malade ne doit pas fonctionner; tout ce qui le met en activité doit être proscrit; pour y remédier, c'est de trouver une substance naturelle particulière, sans aucun mélange (quand il y a mélange, on ne peut apprécier fidèlement les composés, les formules font pleurer le bon sens, comment expliquer leur action chimique interne? pour cela il faudrait voir les atômes à l'œil nu), et le moyen de l'administrer dans le sommeil de l'organe.

Qui opère les métastases? Comment se fait-il qu'une

irritation interne cesse subitement, tandis qu'une éruption cutanée apparaît là où il n'existait aucun signe pathologique? N'est-ce pas encore le fluide nerveux qui est le moyen de transmission? Je m'arrête, car la citation des faits entraînerait trop loin, puis, sans preuves curatives palpables, on crierait au merveilleux, c'est-à-dire à l'absurde. Sans donner dans l'absurdité des savants et des sages ignorants de l'ancien temps, l'on peut en médecine expliquer les évènements pathologiques par l'enchaînement des phénomènes nerveux; sans croire au sabbat, l'on peut croire aux miracles de la nature, à la boussole, à l'électricité, au magnétisme, au principe vital. Ces quatre choses sont-elles distinctes?

Qui pourrait dire s'il peut entrer quelques parcelles métalliques pour notre organisation? Si celles qui s'y trouvent ne sont cause de désordre? Demandez si un médicament peut se combiner avec un métal, détruire son action; ce qui peut en résulter par la suite? Ni la chimie, ni la physiologie microscopiques ne vous le diront; l'on présumera. La science n'explique pas encore bien l'hypocondrie; longtemps on l'a traitée de maladie imaginaire. Le magnétisme existait avant OErsted et Ampère, y croyait-on? Napoléon n'a pas cru à la puissance de la vapeur. Pour repousser raisonnablement un doute, il faudrait pouvoir lire le grand livre des mystères qui a pour alphabet l'expérience.

Les découvertes de Gall et Spurzheim ne prouvent-elles pas la puissance nerveuse? La création est sortie du chaos comme l'étincelle sort des vapeurs condensées; quand les phrénologistes l'auront débrouillée, peut-être verrons-nous un point lumineux, mais ils ont pris l'effet pour la cause. Comment prouver qu'un organe élabore une affection ? Ce serait nous faire croire qu'il la secrète à la manière des membranes séreuses. Si une bonne action a été faite volontairement, je pense que la personne a de la bonté, mais je ne conclus pas que sa chair soit bienveillante ; si je disais que la chaire d'une huître est découlée de sa coquille, le croirait-on ?

Malgré tout ce qu'on peut dire, le système nerveux joue le premier rôle dans l'économie ; il est aux autres ce que la pensée est au cerveau. Le scepticisme aura beau fronder la vérité pour l'amortir, les fonctions animales seront là pour l'annihiler, comme preuve contraire.

Comment être surpris de la diversité des maladies qu'enfante le système nerveux, si l'on réfléchit à la variété des souffrances qui nous assiégent ? Pour se faire une idée de son pouvoir, comparons l'action sensitive à la mobilité des rayons solaires. L'analyse de ces derniers à travers un prisme ne peut servir qu'imparfaitement à faire comprendre dans leur rapport les nuances de la transfiguration maladive produites par la sensibilité. Si les médecins humoristes comptent autant de succès que les partisans de Broussais, c'est que l'une et l'autre médication influençaient le genre nerveux. Mais au lieu de l'ébranler par secousse comme les premiers, de le faire rétrograder, comme les seconds, en diminuant l'électricité par la perte du sang, il convient mieux de soustraire le fluide nerveux qui développe la chaleur (ainsi que l'appareil respiratoire), ou en ajouter au moyen de différents procédés. Enlever le fluide vital n'est pas difficile, mais en communiquer d'une manière rationnelle et convenable, l'a-t-on fait ?

La machine électrique commotionne, par cela seul elle ne vaut rien ; la pile voltaïque ne peut suffire ; ces deux manières d'épancher l'électricité ne sont bonnes que dans les crises.

On ne peut être indifférent sur la nature des acides employées pour charger la pile, vu qu'ils n'électrisent pas également. Que sera-ce donc si la peau est recouverte par son épiderme ; s'il y a ou non une couche de graisse, etc. ?

Il faut pour que la vigueur se conserve, que la vie se prolonge, que la vieillesse s'efface, saturer le sang d'électricité qu'il a perdue.

Nos organes peuvent se réparer par une somme quantitative de fluide électrique ; pour qu'il renouvelle leur action vitale, il faut qu'il acquierre une propriété spéciale en passant par le foyer de la vie animale. Par lui-même un courant magnétique n'organise point, et sa vîtesse est bien faible comparée à celle de la pensée ; mais pourquoi n'en serait-il pas le moteur, et le germe de la pensée ne s'y trouverait-il pas ? Que l'on raie si l'on veut cette probabilité; en médecine l'évidence seule est une loi, et la théorie ne doit s'établir que sur la pratique. Des expériences ont été faites sur des animaux usés d'âge et d'exercice. Après deux mois de traitement électrique, les forces ont été rétablies ; les organes de la génération épuisés ont repris leurs fonctions ; d'autres animaux dans le même état que les précédents sont morts de décrépitude trois ou quatre mois après, tandis que les premiers paraissaient en complète virilité, expériences commencées en 1837. Qui peut révoquer en doute les bienfaits d'un climat tempéré ? N'est-ce pas l'électricité ondoyée par la chaleur qui retrempe nos organes en les pénétrant ; douter de ses forces, c'est douter des semences de la création qu'une puissance fait germer dans les appareils rudimentaires.

Je ne tiens aucun compte de cette apparente contradiction que l'électricité est ondoyée par la chaleur et que la chaleur est développée par l'électricité, parce qu'il y a encore un voile épais jeté sur ces agents connus seulement par les phénomènes. Peu importe Francklin ou Simmer, effaçons l'hypothèse, reconnaissons une force.

Toute médication dirigée toujours sur un organe, au lieu de l'être sur son moteur, est non-seulement incomplète, mais elle est fausse. Le principe vital fait le tempérament, modifie les éléments des organes, circule dans les molécules du sang qui ne se détériore que par la raréfaction de ce principe.

Il faut pour guérir neutraliser l'agent morbifique par une plus forte dose de son antagoniste.

Comment obtenons-nous la guérison d'une plaie extérieure ? Les applications que l'on fait n'ont pas d'autre but que de changer la vitalité des chairs, et notre pratique est le thermomètre plus ou moins exact employé au choix des médicaments. En médecine, l'observation, par suite le raisonnement, ne sont que des réactifs mélangés, incertains ; pour être réputés bons, il faut la vérité du succès. Il serait donc inutile d'entrer dans quelques détails, sachant que les expériences de chimie vivante peuvent seules démontrer le résultat positif de ces vues.

Malgré le problême irrésolu de la vie, qui pourrait douter de l'existence sans être doué d'une énorme dose d'insanité! *(Les Grecs le croyaient, non pas ceux d'Athènes, mais les Grecs d'Elée.)*

Quel médecin peut douter de l'influence modificatrice des substances médicinales?

Quel chimiste pourrait affirmer qu'une substance médicinale n'agit pas comme toxique au bout d'un certain temps ; si plus tard elle est éliminée, le ravage peut être *produit*.

Pourquoi le choléra?

Pourquoi l'image au daguerréotipe?

Mais cessons de procéder par l'inconnu.

Pourquoi un malade, sous l'influence des excitants, recouvre-t-il momentanément la vigueur? Quelle force domine ou dissipe ses souffrances, comme la flamme dissipe l'obscurité, si ce n'est l'exacerbation créatrice des nerfs?

La vertu circule-t-elle dans le sang?

Les désordres occasionés par les passions viennent-ils du sang? Les sept péchés capitaux sont-ils extraits du sang humain?

Les forces s'anéantissent, la raison s'éteint quand leur principe n'agit plus. Ce moteur invisible, lévier puissant, dont nous ne connaissons pas le point d'appui, peut-il s'user, se détruire? — Non; mais nouveau Protée, il apparaît sous différentes formes et ne se révèle que par son action toujours agissante, toujours créatrice; tantôt végétative, tantôt animale. Le réservoir qui contient sa masse ne peut tarir, quand même la cessation totale des êtres arriverait. Comment concevoir la mort dans le principe d'action? autant concevoir le froid dans le chaud.

L'action vitale qui se produit dans chaque organe en fait un centre d'action qui se coordonne avec celui des autres pour concourir à une fonction. Chaque organe a ses systêmes qui se trouvent lésés dans l'état maladif ; ces systêmes sont unis, mais non confondus, et en suivant la graduation de l'échelle des êtres, n'aperçoit-on pas des zoophytes à l'homme, des modifications infinies dans l'organisation ? Souvent les nerfs et les organes circulatoires ne sont pas dans le même rapport de développement. Le crocodile, par exemple, éprouve un mélange des deux circulations sanguines ; mais quant à l'influx nerveux, il n'agit pas moins bien sur les parties postérieures que sur les thoraciques. L'un n'est donc pas soumis à l'autre. En raisonnant par induction, l'agent le plus nécessaire, indispensable à la vie, n'est-ce pas celui qui entre dans tous les appareils ? Que seraient les canaux artériels et veineux sans le fluide nerveux ? des aqueducs que l'on pourrait nettoyer d'une éponge comme le corps d'un polype dénué de sensibilité. La méthode empruntée aux Japonais, l'acupuncture, a-t-elle une autre action que sur les nerfs !

Dans bien des maladies, les symptômes considérés sous un point de vue ne sont que des lueurs fallacieuses capables d'égarer nos probabilités.

L'action, la vie, la création, la germination, tous mots d'un même sens dans la source des choses, que l'on exprime par principe vital, aujourd'hui que cette question est mise en lumière par les expériences des *Becqueret*, *Dumas*, *David*, *Arago*, *Faraday*, *etc.*, l'on peut s'arrêter sur les propriétés incompréhensibles qui en émanent. La première qui fait la loi à la nature, la tourmente et l'apaise, fait aussi la loi à notre organisation, par conséquent préside à nos facultés ; l'imagination chez l'un, la raison puissante chez l'autre, sont remuées par la même cause qui met en jeu les fonctions qui nous constituent.

Si j'exprime des idées que je crois positives, je ne m'occupe pas des dogmes; peu m'importe les controverses, les mysticités, l'inquisition n'éclaire plus par des auto-da-fés; panthéisme ou dualisme, laissons les épilogueurs disséquer la vérité pour la reconnaître. La force organisatrice ne réside pas dans le cerveau seulement, mais dans tous les nerfs. La vie s'échappe aussi bien par les ganglions, les nerfs des membres, que par la masse ancéphalique; le courant électrique, en trouvant une issue, tarit bientôt son réservoir. Quand la mort arrive par la perte du sang, ce n'est pas sans que le sujet manifeste encore un reste de vitalité, par des secousses nerveuses après le dernier jet; le cadavre soumis à l'action du galvanisme tressaille chaque fois qu'on le met en contact. Au contraire, quand la mort arrive par suite de congestion cérébrale, le cadavre ne ressent plus les mêmes impressions; n'est-ce pas parce que la pile voltaïque animale est désorganisée? Chez un pendu, quand la luxation d'une ou plusieurs vertèbres s'est opérée et par suite agit sur la moelle vertébrale, l'action galvanique ne se produit que faiblement; l'existence cesse donc par le défaut de circulation du fluide nerveux. En médecine, il est une expression reçue, admise par toutes les doctrines, c'est celle de sang *appauvri*, appauvri de quoi! *Ce n'est plus de la chair coulante*, car il a perdu son principe générateur. Les affections morales sont développées, activées par l'abondance plus ou moindre du fluide.

Que l'on prenne un chien, un cheval, un ours, un homme, qu'on les soumette à l'inoculation magnétique; qu'on suive les périodes de leur énergie physique et morale (en observant leurs instincts), on la trouvera constamment en raison directe de la somme de fluide épanché. L'action physique et l'action morale, non-seulement s'enchaînent ; mais elles ont une même cause, et la brute est aussi bien partagée sous le rapport du principe des choses que l'esprit le plus étendu. Un métal ne change pas de nature pour se montrer sous différentes formes. Les lois naturelles dont l'homme ne peut s'affranchir prouveront toujours son égalité.

La conscience que l'on dit exister de plus chez nous se produit-elle par des actes meilleurs que chez les animaux plus bas dans l'échelle? — Non, non ; gradation dans l'intelligence, mais similitude dans le principe ; sa richesse fait la force physique ou intellectuelle. La conformation des organes est pour quelque chose ; mais ce ne sont que des moules, des ressorts mis en jeu par la cause première. Que l'on aimante un morceau de fer qu'il soit rond ou carré, il aura la même somme de puissance, mais l'exercera différemment. Il en est de même de nos organes ; cependant leur forme dépend des impressions du jeune âge.

Une vérité incontestable, c'est que nos organes se développent en raison de l'exercice. Dans l'enfance, l'attention tendue vers un point y fait arriver le fluide nerveux ; sous son excitation, l'organe travaille, par conséquent, se développe et rend plus parfaite la faculté qui en découle. Les facultés dont bien des hommes sont doués ne sont que des répétitions du même acte, sans cesse produit par l'abord du fluide nerveux vers un point. S'il n'y arrive pas, cessation de la faculté ; si le fluide n'y vient que d'une manière irrégulière, aliénation mentale. Nous connaissons des aliénés qui, avant leur état, étaient atteints fréquemment de maladies de poitrine, et qui n'en sont plus attaqués. Pourtant des médecins justement célèbres avaient passé condamnation sur eux.

Régularisez le courant électrique humain, et vous obtiendrez la guérison de beaucoup de maladies ; augmentez-le, diminuez-le, et vous aurez une dose proportionnée d'énergie physique ou morale.

Partout où la vitalité disparaît, la désorganisation commence.

CHAILLON,

A Montoir (Loire-Inférieure).

www.ingramcontent.com/pod-product-compliance
Lightning Source LLC
LaVergne TN
LVHW021530140926
848035LV00047B/1284
9782019652661